ÉTUDE CRITIQUE

SUR LES

AFFECTIONS SPASMO-PARALYTIQUES INFANTILES

PAR

Marius VASSAL

Docteur en médecine de la Faculté de Paris
Médaille de bronze de l'Assistance publique

PARIS

G. STEINHEIL, ÉDITEUR

2, RUE CASIMIR-DELAVIGNE, 2

1894

ÉTUDE CRITIQUE

SUR LES

AFFECTIONS SPASMO-PARALYTIQUES INFANTILES

IMPRIMERIE LEMALE ET Cie, HAVRE

ÉTUDE CRITIQUE

SUR LES

AFFECTIONS SPASMO-PARALYTIQUES INFANTILES

PAR

Marius VASSAL

Docteur en médecine de la Faculté de Paris
Médaille de bronze de l'Assistance publique

PARIS

G. STEINHEIL, ÉDITEUR

2, RUE CASIMIR-DELAVIGNE, 2

1894

ETUDE CRITIQUE

SUR LES

AFFECTIONS SPASMO-PARALYTIQUES INFANTILES

INTRODUCTION

Nous n'avons pas eu l'intention de faire une étude complète des affections spasmo-paralytiques infantiles, mais seulement de discuter les quelques points qui divisent les auteurs sur ce sujet, d'examiner quelles sont parmi les hypothèses proposées celles qui rendent le mieux compte des faits, et de tâcher de tirer de cette étude une classification rationnelle de ce groupe morbide si complexe et si controversé.

Nous sommes heureux de trouver l'occasion de témoigner notre reconnaissance à nos maîtres dans les hôpitaux : M. le professeur Tillaux, MM. les Drs Babinski, Guinard, Lancereaux, Jules Simon, M. le professeur Pinard, M. le professeur Potain dans le service duquel nous avons eu l'avantage si précieux de passer un an comme stagiaire et où nous avons été heureux de revenir après notre externat ; à nos maîtres de l'externat, MM. les Drs Josias et Marchand, M. le professeur Raymond qui nous a initié aux difficultés de la clinique des affections nerveuses et nous a toujours témoigné une bienveillance particulière.

Que M. le professeur Cornil veuille bien nous permettre de lui exprimer notre vive gratitude pour la bonté toute paternelle dont il nous a entouré pendant nos études.

Nous adressons nos sincères remerciements à M. le professeur Joffroy pour l'honneur qu'il nous a fait en acceptant la présidence de notre thèse.

Nous avons toujours trouvé des amis dévoués en MM. les Drs Nageotte, Déléage, Ricklin.

HISTORIQUE

Audry, le premier, au siècle dernier, a signalé chez des enfants une affection caractérisée surtout par la rigidité des membres, qu'il fait remonter à l'accouchement ou à une époque rapprochée de ce dernier.

Heine en 1840, décrit ainsi sous le nom de paraplégie cérébrale spastique des cas semblables :

« On observe, dit-il, chez les enfants, une forme de paralysie spasmodique des extrémités inférieures, qui se développe avec accompagnement de manifestations cérébrales. Chez ces enfants il existe des troubles des fonctions intellectuelles et sensorielles, un aspect stupide, du strabisme, de la salivation, une surexcitabilité nerveuse manifeste... à un degré plus ou moins élevé ; les deux membres inférieurs ou bien ne sont pas atrophiés du tout ou le sont peu. En fait de difformités, il existe comme dans l'hémiplégie spasmodique le pied équin, la rétraction des fléchisseurs des genoux et l'adduction des cuisses ; en outre, avec la paralysie des membres inférieurs, coïncident assez souvent une faiblesse paralytique et des contractures spasmodiques de l'un ou des deux membres supérieurs. D'ailleurs ces enfants conservent encore suffisamment de vigueur dans les jambes pour que, malgré les déformations de leurs genoux et de leurs pieds, ils soient encore en état de marcher quand on les conduit par la main, etc... »

Heine avait bien vu les caractères de cette affection, et il eut le grand mérite de la rapporter à une lésion cérébrale. Mais la première description complète appartient au chirurgien anglais Little qui, dans deux mémoires parus en 1853 et 1862, l'a étudiée avec une précision qui n'a pas été dépassée depuis. Aussi doit-on la désigner en l'honneur de son meilleur observateur sous le nom de : maladie de Little. L'auteur parle d'une rigidité spasmodique qui, le plus souvent, envahit les deux membres inférieurs ; parfois l'un des membres inférieurs est moins atteint que l'autre. Les différents segments sont dans la flexion permanente. Les membres supérieurs peuvent être atteints également mais toujours à un moindre degré. Les bras sont accolés au tronc, les avant-bras dans la demi-flexion, les mains un peu fléchies et en pronation. Souvent les membres supérieurs sont libres; mais il n'est pas rare d'apprendre que précédemment, ils participaient à la rigidité qui a disparu depuis. Souvent aussi, on peut constater la participation des muscles du tronc; la surface de l'abdomen est raccourcie par rapport au dos qui est voûté et allongé. Quelquefois le tronc est raide au point que l'enfant peut-être retourné comme s'il ne formait qu'un bloc inerte.

Les malades apprennent rarement à marcher seuls avant la fin de leur troisième ou quatrième année. Ils présentent également des troubles du langage, qui peuvent aller depuis une simple difficulté à prononcer certaines lettres jusqu'à la perte complète du langage articulé. Quelquefois la prononciation est simplement difficile et ralentie comme tous les autres actes volontaires, de telle sorte que l'aspect du malade fait penser à un tardigrade. La déglutition est souvent gênée pendant les premiers mois de la vie, et l'on voit la salive s'écouler par la bouche. Les fonctions intellectuelles peuvent présenter tous les degrés, depuis l'intégrité entière jusqu'à l'idiotie. Dans quelques cas il y a eu des convulsions. Même dans les cas favorables, la démarche à l'âge adulte est empreinte d'incertitude et conserve le caractère spasmodique ; les genoux, à chaque pas que fait le malade, frottent l'un contre l'autre et opposent une grande gêne à la progression.

Little insiste sur la prédominance des phénomènes de contracture sur la paralysie dans tous ces cas, sur leur plus grande intensité aux membres inférieurs. Il a observé des cas où, à la contracture, s'associaient des mouvements involontaires, choréiques, et il n'hésite pas à les réunir aux précédents.

Il a vu d'autres cas où la paralysie prédominait sur la contracture et où les phénomènes étaient plus accentués aux membres supérieurs.

Il distingue deux formes : 1° une forme spinale ; 2° une forme cérébro-spinale caractérisée par la présence des troubles intellectuels.

A cette rigidité spasmodique, Little assigne les causes suivantes : la naissance avant terme, l'asphyxie des nouveaux-nés et l'accouchement laborieux. Toutefois il fait remarquer que tous les enfants nés dans ces conditions ne sont pas frappés et qu'il doit y avoir d'autres facteurs. Les causes invoquées agiraient en produisant l'asphyxie et consécutivement des hémorrhagies méningées ou des capillaires du cerveau.

Les travaux de Little passèrent inaperçus jusqu'en 1876, époque à laquelle Erb et Charcot décrivirent presque simultanément et indépendamment l'un de l'autre, le premier sous le nom de paralysie spinale spastique, le second sous le nom de tabes dorsal spasmodique, une maladie de l'adulte caractérisée par une parésie spasmodique des extrémités inférieures avec exagération des réflexes sans troubles de la sensibilité. Erb l'attribua à une dégénérescence primitive du faisceau pyramidal. Elle avait tous les caractères de la maladie de Little, si ce n'est peut-être, d'après Charcot, qu'elle était progressive contrairement à cette dernière. On attribua à celle-ci la même cause, dégénérescence ou absence de développement du faisceau pyramidal. Les autopsies des cas diagnostiqués tabes spasmodique vinrent démontrer autant d'erreurs.

On trouva des lésions variées mais pas de dégénérescence primitive des cordons latéraux. Le tabes spasmodique fut abandonné. M. Marie, dans ses leçons sur les maladies de la moelle, réserve le nom de tabes spasmodique aux seuls cas de rigidité infantile causée par l'accouchement avant terme avec absence de développement du faisceau pyramidal. Il donne le nom d'états tabéto-spasmodiques aux autres cas de rigidité spasmodique qui ont pour étiologie l'accouchement laborieux, l'asphyxie des nouveaux-nés, les encéphalites intra-utérines ou postérieures à la naissance. M. Brissaud, dans un article récent, maintient le nom de tabes spasmodique à une affection de l'adulte où l'on aurait trouvé une dégénérescence primitive des cordons latéraux et qui serait familiale. Il donne le titre de « maladie de Little » exactement aux mêmes cas de rigidité avec naissance avant terme dont M. Marie fait le « tabes spasmodique ».

Cependant, en Allemagne et en Angleterre, après l'abandon de la paraplégie spasmodique de Erb, quelques auteurs, Sceligmuller, Forster, Rupprecht, Naef reprirent l'étiologie de Little et distinguèrent comme lui deux formes d'affections spasmo-paralytiques infantiles ; une forme spinale à laquelle Naef attribue surtout les cas d'accouchement avant terme ; une forme cérébro-spinale qui comprend les cas d'accouchement laborieux ou d'asphyxie prolongée, et présentant des troubles intellectuels.

Ces auteurs font jouer le plus grand rôle aux lésions médullaires et n'admettent les lésions cérébrales que dans les cas compliqués d'imbécilité ou d'idiotie.

D'autres auteurs, au contraire, Ross, Wolters, Feer, Freud, pensent que tous les cas de rigidité spasmodique sont sous la dépendance d'une lésion cérébrale. Ils s'appuient sur ce fait que dans toutes les autopsies de rigidité congénitale on a toujours trouvé une lésion du cerveau. Il est vrai que tous les cas examinés jusqu'à ce jour étaient des cas de rigidité généralisée ; on ne possède pas d'autopsie des cas de rigidité paraplégique légère sans troubles intellectuels, ayant pour étiologie l'accouchement prématuré, auxquels M. Marie réserve le nom de tabes spasmodique.

Enfin Rosenthal et Freud pensent qu'il faut rapprocher et réunir dans une même catégorie les cas de rigidité spasmodique et ceux d'hémiplégie spasmodique bilatérale, bien que dans les cas typiques celle-ci présente des caractères absolument opposés à ceux de la rigidité, à savoir: prédominance de la paralysie sur la contracture, intensité plus grande des manifestations aux membres supérieurs. Ils cherchent à montrer qu'il existe de nombreuses formes de transition entre les deux affections et, qu'à la limite, dans les cas de rigidité ou d'hémiplégie très généralisées, les phénomènes de paralysie et de contracture devenant égaux, leur prédominance aux membres supérieurs ou inférieurs s'effaçant, il devient impossible de faire une distinction, d'autant plus que parfois l'étiologie est la même.

D'autres médecins, et ce sont surtout des médecins français, ont une opinion opposée. MM. Dejerine, Marie, Brissaud, pensent qu'il faut établir des différences entre la rigidité et l'hémiplégie spasmodique double. Pour eux ce sont deux affections distinctes.

Au contraire, les médecins anglais et américains, Ross, Osler, Sarah Mac-Nuth pensent, comme Freud et Rosenthal, qu'il y a lieu de rapprocher la rigidité congénitale de l'hémiplégie spasmodique double et négligent les différences que déjà Little avait signalées entre les deux types morbides. Mais c'est surtout Gowers qui s'est fait le promoteur de cette opinion adoptée aujourd'hui par beaucoup d'auteurs, parmi lesquels on peut citer Anton, Sachs. M. le professeur Raymond dans ses leçons de l'hôpital Lariboisière se range à cet avis. Selon lui, « les états pathologiques, désignés sous les noms de « maladie de Little, paraplégie spasmodique infantile, « hémiplégie spasmodique infantile, diplégie cérébrale

« infantile, athétose double, chorée bilatérale, ne sont
« pas des espèces morbides distinctes. Ce sont simple-
« ment des types qui réalisent d'une certaine façon
« l'association de quelques symptômes parmi lesquels
« dominent la contracture et la paralysie motrice. L'asso-
« ciation de ces symptômes comporte des variantes en
« nombre indéfini. De là l'utilité de distinguer un certain
« nombre de types autour desquels viennent se grouper
« des faits dissemblables eu égard à l'expression clinique
« mais qui en réalité se fondent les uns dans les autres ».

Nous voyons réunir ici aux états pathologiques dont
il a été question précédemment, l'athétose double, la
chorée bilatérale congénitales. C'est encore une question
qui divise depuis longtemps les auteurs dans ce groupe si
compliqué des affections spasmo-paralytiques infantiles
et nous sommes obligé de résumer son évolution. Little
le premier a signalé des cas de rigidité spasmodique
ayant l'étiologie habituelle, compliqués de mouvements
de chorée et d'athétose. Il n'hésite pas à les réunir aux
cas de rigidité simple.

Quelques années après, Clay-Schaw décrit pour la
première fois l'athétose double comme une maladie dis-
tincte. Il croit qu'elle est produite par une lésion cérébrale toujours la même. Möbius publie la relation d'un
cas où il a observé une combinaison de rigidité spasmodique et de mouvements d'athétose. D'autres observations sont relatées dans les travaux récents d'Audry, de
Michailowski, de Blocq. Ross rapporte un cas de chorée
congénitale, qu'il attribue à la défectuosité congénitale
de l'écorce cérébrale ou à d'autres lésions. Gowers, a net-

tement exprimé cette opinion : « à la suite, dit-il, d'une naissance dans de mauvaises conditions, entraînant habituellement une hémorrhagie méningée, il se développe fréquemment des convulsions dans les premiers jours de la vie puis de l'impotence des membres. Les mouvements reviennent ensuite et finalement il se produit un mélange de paralysie et de spasmes avec mouvements spontanés et incoordination choréiformes, constituant la double hémiplégie spasmodique, l'athétose bilatérale, la chorée congénitale. Hadden, Angel Money, Christian Simpson, insistent sur la réunion fréquente des trois symptômes, paraplégie spastique, mouvements athétoïdes et troubles cérébraux. Osler pense que la chorée et l'athétose congénitales sont des variantes de l'hémiplégie spastique bilatérale. Audry, dans une excellente monographie sur l'athétose double et les chorées chroniques de l'enfance, soutient que l'athétose double n'est pas une maladie autonome, mais seulement un symptôme, le plus souvent d'origine cérébrale, mais observé aussi dans diverses affections, telles que l'ataxie locomotrice, les névrites périphériques, l'hystérie. Il rapproche l'athétose cérébrale congénitale du tabes spasmodique infantile.

Blocq et Michailowski, au contraire, considèrent l'athétose double, comme un type morbide, distinct, nettement défini, et réservent le nom d'athétoïdes aux mouvements anormaux du tabes spasmodique infantile. Freud, Rosenthal font rentrer l'athétose double et la chorée bilatérale congénitales dans le groupe des diplégies cérébrales.

Nous avons développé assez longuement cet historique

parce que, notre intention n'étant pas d'étudier en détail les affections spasmo-paralytiques infantiles, mais surtout les points qui divisent les auteurs à leur sujet, il nous a semblé, à cause du nombre des travaux publiés et de la variété des opinions soutenues, que c'était le seul moyen de les mettre en relief.

Nous voyons, à part certaines questions de détail à discuter au cours de notre étude, que les médecins sont divisés sur trois points principaux : 1° l'unité au point de vue anatomique et étiologique de la rigidité spasmodique de Little, avec prédominance des symptômes aux membres inférieurs ; 2° la question de déterminer si l'on doit réunir la rigidité spasmodique de Little à l'hémiplégie spasmodique infantile double ; 3° celle de savoir si les mouvements d'athétose ou de chorée, qu'on observe dans la rigidité spasmodique ou l'hémiplégie spasmodique infantile double, sont de l'athétose vraie (et alors l'athétose n'est qu'un symptôme de ces affections), ou bien ne méritent que le nom d'athétoïdes (le nom d'athétose devant être réservé à une maladie autonome).

Nous examinerons ces différentes questions en trois chapitres dans le même ordre.

CHAPITRE PREMIER

1° MM. Marie et Brissaud divisent les cas de rigidité spasmodique
de Little en deux maladies distinctes :

a) La première, décrite par M. Marie sous le nom de « tabes spasmodique » infantile, par M. Brissaud sous celui de « maladie de Little »,
peut être définie ainsi d'après M. Brissaud : « une paraplégie spasmodique et congénitale des quatre membres, plus prononcée aux
membres inférieurs, appartenant en propre aux enfants nés avant
terme, caractérisée par l'état spasmodique plus que par la paralysie, ne se compliquant ni de phénomènes convulsifs ni de troubles intellectuels, et susceptible sinon d'une guérison complète, du
moins d'une amélioration progressive ». La lésion anatomique est,
pour ces auteurs, l'absence de développement du faisceau pyramidal.

b) La deuxième, à laquelle M. Marie donne le nom « d'états tabéto-
spasmodiques », comprend tous les autres cas dus à la destruction
des régions motrices de l'écorce par le traumatisme obstétrical ou
une maladie inflammatoire le plus souvent infectieuse.

2° Pour d'autres auteurs, Roos, Wolters, Feer, Osler, Mac-Nutt,
Gowers, Rosenthal, Freud, Dejerine, F. Raymond, tous les cas de
rigidité spasmodique de Little sont caractérisés par une lésion de
l'écorce motrice produite par une lésion méningée (hémorrhagie,
méningite).

Examinons laquelle de ces deux opinions est le plus
conforme aux faits connus ou aux hypothèses les plus
rationnelles concernant l'anatomie pathologique, les
symptômes, l'étiologie, la pathogénie de la rigidité spasmodique de Little.

Anatomie pathologique. — Les autopsies connues
jusqu'à ce jour ne s'appliquent qu'à des cas de rigidité

généralisée avec troubles intellectuels plus ou moins
marqués. On ne possède pas d'autopsie de cas de rigidité
légère, sans troubles intellectuels, ayant pour étiologie
l'accouchement avant terme et répondant aux cas visés
par MM. Brissaud et Marie. Dans toutes les autopsies
pratiquées, on a trouvé des lésions de l'écorce au niveau
des régions motrices. Deux des cas vérifiés anatomiquement appartiennent aux paralysies acquises pendant la
naissance ; ce sont le cas de Mac-Nutt et celui plus récent
de Railton.

Nous en empruntons la description aux leçons de
M. Raymond.

« a) En 1885, Sarah Mac-Nutt publiait un cas qui a
« passé et passe encore pour un exemple typique de la
« maladie de Little. Or, à l'autopsie du malade, on a
« trouvé, dans les deux hémisphères, une atrophie du
« lobe paracentral, des circonvolutions centrales et des
« racines des trois circonvolutions frontales, ainsi
« qu'une dégénérescence secondaire des faisceaux pyra-
« midaux.

b) « Un auteur anglais, Railton, a publié un autre cas
« de contracture légère des quatre membres, chez un
« enfant venu au monde en état d'asphyxie, à la suite
« d'un accouchement laborieux. Le moindre attouche-
« ment de la peau était suivi d'un accès de rigidité géné-
« ralisée étendu à tous les muscles. Voici ce qu'a révélé
« l'autopsie : A l'œil nu, on ne découvrait qu'une légère
« dépression des hémisphères au niveau des zones mo-
« trices, avec épaississement et adhérences de la pie-
« mère, résidus manifestes d'une hémorrhagie méningée

« ancienne. L'examen microscopique a fait constater
« une diminution du nombre des grosses cellules gân-
« glionnaires et une prolifération de la névroglie, dans
« ces mêmes régions ; par contre, et j'insiste sur ce détail
« particulièrement important, les faisceaux pyramidaux
« étaient dans un état absolument normal dans la protu-
« bérance, dans le bulbe et dans la moelle. »

Il y a, il est vrai, une autopsie d'un cas de rigidité
grave, publiée par Putnam, où l'anamnèse contient l'in-
dication de naissance au septième mois ; mais les lésions
constatées sont si diverses et si peu claires (deux cavités
purulentes, dégénérescence caséeuse, ramollissement et
sclérose) qu'il est impossible de les attribuer seulement à
la naissance avant terme, un enfant atteint de diplégie
congénitale pouvant naitre avant terme, étant même plus
exposé à une naissance prématurée.

En somme, si l'on tient compte des résultats fournis
par les autopsies de rigidité généralisée et de cette constatation certaine qu'il n'y a pas de rapport constant entre
l'accouchement prématuré et les symptômes observés
(l'accouchement prématuré produisant assez souvent la
rigidité grave avec troubles intellectuels), il est permis
de supposer que dans les cas de tabes spasmodique
infantile (Marie) il doit exister des lésions des centres
moteurs corticaux, ainsi foyers hémorrhagiques, par
exemple.

On ne saurait aller plus loin, une autopsie de tabes
spasmodique pur pouvant seule trancher là question.

Bien qu'il soit difficile, d'après les lésions constatées
à l'autopsie (lésions terminales pouvant se manifester

sous différents aspects, porencéphalie, sclérose), de remonter à la lésion primitive, il résulte de certains faits tels que celui de Railton, que la lésion primitive est une hémorrhagie méningée dans les cas de rigidité consécutive à l'accouchement laborieux et à l'asphyxie des nouveau-nés.

Mac-Nutt a bien mis en relief le rapport qu'il y a entre ces deux causes et cette dernière. La lésion consiste d'après lui en un épanchement de sang entre les méninges et l'écorce cérébrale par suite d'une rupture des vaisseaux veineux qui aboutissent au sinus longitudinal. Kundrat, Rosenthal, Freud sont du même avis, mais ils ajoutent qu'un accouchement trop rapide peut produire le même effet. Cette opinion s'appuie sur des constatations anatomo-pathologiques en rapport avec la rigidité spasmodique. Bon nombre d'autopsies, faites sur des enfants nés en état d'asphyxie et n'ayant pas survécu, ont montré les hémisphères comprimés par une couche de sang qui atteint sa plus grande épaisseur près du bord médian de la convexité et qui est plus mince en bas vers la scissure de Sylvius, disposition qui cadre bien avec la distribution des symptômes.

Symptômes. — Nous étudierons d'abord les phénomènes spasmodiques, contracture, mouvements d'athétose et de chorée, l'exagération des réflexes tendineux. La contracture est le phénomène que Little a donné comme le plus caractéristique de ceux qu'on observe dans l'affection qu'il a décrite ; les membres sont rigides. Dans certains cas elle est localisée aux membres inférieurs ; mais alors il est rare qu'avec un peu d'attention on ne décèle pas un manque de souplesse dans les membres supérieurs, de la maladresse dans leurs mouvements ; d'autres fois les membres supérieurs sont rigides d'une façon notable, mais toujours moins marquée qu'aux membres inférieurs. Enfin la rigidité peut être généralisée : les membres, le tronc, le cou, la face, tout est contracturé, l'enfant est absolument rigide, il peut être déplacé tout d'une pièce comme un bloc inerte. La contracture s'exagère sous l'influence des impressions et des mouvements volontaires. Sa prédominance sur la paralysie dans les cas légers est tellement manifeste que celle-ci peut passer inaperçue ; mais dans les cas graves les phénomènes paralytiques peuvent s'accentuer à tel point qu'il est difficile de distinguer ce qui domine, la paralysie ou la contracture. Le symptôme rigidité n'a pas de valeur au point de vue des opinions que nous discutons. Il signifie simplement que l'influence du cerveau ne s'exerce pas du tout ou moins sur les centres moteurs médullaires par suite d'une absence de développement du faisceau pyramidal, primitive ou consécutive à une lésion de l'écorce cérébrale. D'après une autre théorie il indiquerait une irritation de centres moteurs corticaux ou du faisceau pyramidal. C'est un point qui est mal connu.

L'exagération des réflexes tendineux, aussi constante que la rigidité dans la maladie de Little, est un phénomène analogue qui suit les mêmes variations que cette dernière. Sa constatation a une grande valeur ; c'est, d'après M. Marie, le meilleur signe de l'existence et du degré de la contracture. On considère comme des symptômes de même ordre les mouvements involontaires d'athétose et de chorée qui ne seraient qu'un spasme intermittent, mobile, tandis que la contracture serait un spasme continu. On voit parfois, en effet, chez certains malades atteints de rigidité spasmodique, apparaître des mouvements d'athétose ou de chorée. On peut voir ces mouvements tantôt s'associer à la contracture, tantôt alterner avec elle ou enfin la remplacer complètement, affectant alors la distribution que nous considérons comme caractéristique de la maladie de Little, localisation exclusive ou prédominance aux membres inférieurs. On n'est pas fixé sur le rang qu'occupent ces mouvements associés dans la série des manifestations spasmodiques.

La paralysie existe peu ou pas du tout, selon certains auteurs, dans les formes légères de la rigidité spasmodique, dans la forme paraplégique par exemple, mais nous pensons qu'elle n'est jamais complètement absente; M. Raymond la signale dans un cas typique de rigidité légère avec naissance avant terme. M. Brissaud, présentant à la clinique des maladies nerveuses un enfant qu'il donne comme un type de sa « maladie de Little », constate de la paralysie : « l'état spasmodique des membres « inférieurs, dit-il, n'est pas ici de la rigidité simple ; « l'enfant a une paralysie vraie en voie d'amélioration. « J'ajouterai même que c'est grâce à sa rigidité qu'il peut « marcher. Il fait mouvoir ses jambes rigides comme un « homme amputé des deux cuisses fait mouvoir ses « jambes de bois. En d'autres termes, s'il peut se tenir « debout c'est parce que ses jambes sont raides ; comme

« l'amputé, il ne marche pas des jambes mais du bassin. »

Si dans les cas légers de rigidité spasmodique, on ne constate pas la paralysie, c'est parce qu'elle est légère et effacée par la prédominance très grande de la contracture. Dans les cas plus accentués la différence entre ces deux phénomènes diminue et dans les cas graves il n'est pas douteux que la paralysie tient une place importante dans les manifestations cliniques. Nous pensons même qu'elle peut devenir prédominante dans les cas extrêmes et cela nous explique comment alors il est très difficile ou impossible de distinguer la rigidité généralisée de l'hémiplégie double, surtout pour ceux qui tiennent plus grand compte de l'intensité relative des deux symptômes que de leur distribution. La paralysie et la contracture pouvant se montrer dans des lésions très diverses de l'écorce cérébrale, leur intensité ne traduit que le degré et non la nature de la lésion; c'est leur distribution surtout qui nous permet d'en reconnaître le siège et de remonter ainsi au processus pathologique.

Les symptômes que nous venons d'étudier sont le plus souvent également marqués dans les deux moitiés du corps, mais il n'est pas rare de les voir prédominer d'un côté. C'est à tort, selon nous, que certains auteurs, Freud, Rosenthal, ont dit dans ces cas que la rigidité est compliquée d'hémiplégie, expression malheureuse qui peut permettre de confondre ce phénomène avec l'hémiplégie spasmodique infantile. Il n'y a alors pas autre chose qu'une différence dans l'intensité des symptômes à droite et à gauche; presque toujours ces derniers ont la distribution caractéristique, c'est-à-dire prédominance aux membres inférieurs. Cette inégalité s'observe avec une fréquence semblable dans les cas graves et dans les cas légers, tels que paraplégie avec accouchement avant terme. Cette constatation est peu en faveur de la théorie qui veut que l'affection soit alors sous la dépendance d'une absence de développement du faisceau pyramidal. On entrevoit mal les causes qui pourraient faire que le faisceau pyramidal d'un côté subirait un arrêt de développement plus prononcé que celui du côté opposé. La théorie qui assigne comme cause à la rigidité spasmodique consécutive à l'accouchement avant terme une lésion de l'écorce (le degré de celle-ci pouvant varier à l'infini) expliquerait bien mieux le phénomène.

Enfin Little a cité cinq observations de cas de rigidité grave ou légère, avec son étiologie, où les phénomènes étaient exclusivement localisés à une moitié du corps. On ne peut les expliquer que par une lésion corticale; car il est difficile d'admettre qu'une même cause générale puisse produire l'arrêt de développement du faisceau pyramidal d'un côté sans influencer celui du faisceau pyramidal opposé.

Les troubles intellectuels peuvent présenter tous les degrés depuis un état presque normal (l'enfant est alors seulement un arriéré), jusqu'à l'imbécilité et l'idiotie. On peut dire d'une façon générale qu'ils sont en rapport avec l'intensité des autres phénomènes; mais cela n'a rien d'absolu, l'idiotie pouvant se rencontrer, rarement il est vrai, dans les formes les plus légères de la rigidité paraplégique avec accouchement avant terme. Même dans les cas où les troubles intellectuels sont le moins accusés, on note toujours au moins des bizarreries du caractère. L'enfant est entêté, méchant, irritable, vindicatif, toutes choses qui ne me paraissent pas être une manifestation d'un état mental absolument normal. Pour expliquer alors ces troubles de l'intelligence, il faut, ou bien admettre une absence ou un retard de dévelopement parallèle du faisceau pyramidal et des zones psychiques, ou penser que la lésion corticale s'est étendue à ces dernières. Il est difficile de se prononcer sur ce point.

Les troubles trophiques ne sont marqués que dans les formes graves.

Freud a divisé, au point de vue symptomatique, les cas de rigidité spasmodique, en deux variétés : une forme paraplégique, une forme généralisée, qui correspondraient chacune à une étiologie différente ; les deux formes pouvant se compliquer de ce qu'il appelle hémiplégie et qui n'est autre chose qu'une différence d'intensité des symptômes dans les deux moitiés du corps. Cette classification n'a qu'une valeur relative, comme il le reconnaît lui-même.

Il a montré en effet d'une manière certaine : 1° que l'on peut observer tous les degrés possibles dans la rigidité spasmodique entre les formes les plus légères et les plus graves ; 2° que l'étiologie assignée par lui à chacune des deux variétés bien que prédominante dans chacune d'elle, n'y est pas constante, bref, qu'il n'y a pas de rapport absolu entre la manifestation clinique et la cause.

D'après la théorie qui met les cas de rigidité avec accouchement avant terme, sous la dépendance d'une absence de développement du faisceau pyramidal, il semblerait qu'il dût y avoir un rapport plus constant, entre le degré des symptômes et la prématurité de la naissance.

Étiologie. — Les causes de la rigidité spasmodique sont de trois ordres : la naissance avant terme ; l'accouchement laborieux, l'asphyxie des nouveaux-nés ; enfin les affections inflammatoires du cerveau (le plus souvent infectieuses d'après M. Marie) qui surviennent avant ou après la naissance.

La naissance avant terme produirait surtout les formes légères, avec peu de troubles intellectuels, pas de convulsions ni d'épilepsie. Aux difficultés de l'accouchement reviendraient surtout les formes généralisées avec troubles intellectuels plus ou moins marqués. Enfin les maladies inflammatoires du cerveau prè ou post partum seraient le facteur essentiel des formes graves, se compliquant d'idiotie, d'épilepsie etc.

Nous ne craignons pas de répéter que cette classification n'a qu'une valeur relative et qu'il n'y a pas un rapport constant entre l'étiologie et la manifestation symptomatique, les formes légères pouvant être sous la dépendance d'un accouchement laborieux, les formes graves sous celles d'un accouchement avant terme. Ce n'est pas là un des moindres arguments contre la théorie de l'absence primitive de développement du faisceau pyramidal.

C'est à Little que revient le mérite d'avoir reconnu un rapport étiologique entre la rigidité spasmodique et les anomalies de l'accouchement, naissance avant terme, accouchement difficile. Il avait vu que la naissance avant terme produisait plutôt des formes légères, sa forme spinale, que les difficultés de l'accouchement étaient surtout le facteur des formes généralisées. Enfin, il avait observé des cas où l'on ne pouvait invoquer aucune de ces causes, mais où une maladie intra-utérine ou postérieure à la naissance semblait entrer en cause; c'étaient généralement des formes graves. Il avait fait de ces deux derniers groupes sa forme cérébro-spinale. Il signalait expressément que cette distinction était assez souvent démentie par les faits. Nous voyons en somme, qu'on n'a rien ajouté sous ce rapport à la description de Little. Il avait remarqué aussi que parmi les enfants nés avant terme ou en état d'asphyxie, un petit nombre seulement étaient frappés bien qu'ils eussent été placés dans des conditions identiques. Il en concluait que les anomalies de l'accouchement ne devaient pas être le seul facteur et qu'il devait y avoir une prédisposition spéciale, probablement héréditaire. Il semble en effet qu'à l'avenir dans les observations on doive s'enquérir avec plus de soin qu'on ne l'a fait jusqu'ici des antécédents des petits malades. Nous sommes tellement habitués à voir l'influence héréditaire jouer un rôle capital dans toutes les maladies nerveuses qu'il parait étrange de voir celle-ci y échapper complètement.

Toutes les influences héréditaires, capables de produire de la débilité congénitale, une diminution de la résistance vitale des tissus et en particulier des vaisseaux (puisque la lésion primitive de la rigidité spasmodique est presque toujours une rupture vasculaire), devront être notées avec soin. Il faut réserver une mention spéciale à la syphilis. On sait en effet qu'elle est le facteur le plus commun de l'accouchement prématuré, qu'elle produit avec une grande fréquence et avec prédilection des lésions vasculaires. C'est l'avis de M. le professeur Fournier. Dans son livre sur les affections parasyphilitiques, il rapporte trois cas de maladie de Little où l'influence de la syphilis parait certaine.

Pathogénie. — La rigidité et la paralysie dans la maladie de Little indiquent seulement qu'il y a lésion des zones motrices, mais sans nous en faire connaître la nature, caractère qui n'est pas essentiel. La chose capitale, en effet, est que les régions motrices soient lésées ; qu'importe que ce soit par une infection, par une intoxication, etc., etc.? La prédominance de la rigidité sur la paralysie indique que la lésion est légère ou superficielle. C'est l'opinion émise par Freud. Pour lui les conditions anatomiques nécessaires à la rigidité généralisée sont des lésions superficielles. Le symptôme le plus caractéristique de cette affection, c'est la localisation exclusive ou prédominante des signes cliniques aux membres inférieurs. Elle nous permet de faire la topogragraphie de la lésion et de trouver dans les dispositions anatomiques l'explication du processus pathogénique. Nous savons depuis le travail de MM. Charcot et Pitres que le centre cortical des membres inférieurs siège au niveau du lobule paracentral et de la partie supérieure des deux circonvolutions frontale et pariétale ascendantes ; le centre des membres supérieurs au niveau de leur tiers moyen et d'une partie de leur tiers supérieur ; le centre des mouvements de la tête au niveau de leur extrémité inférieure. C'est-à-dire que la localisation des symptômes aux membres inférieurs indique une lésion localisée au niveau du lobule paracentral et de la partie supérieure des circonvolutions frontale et pariétale ascendantes ; si les symptômes, tout en prédominant aux membres inférieurs, se manifestent aux membres supérieurs, nous aurons, en plus de la lésion précédente, une lésion moins accentuée du tiers moyen de ces deux circonvolutions ; en cas de rigidité généralisée, la lésion sera étendue aux centres moteurs tout entiers. C'est là une conclusion absolue, certaine, et si, comme le prétend Freud, l'anatomie pathologique ne permet pas de distinguer une rigidité généralisée d'une paraplégie, on ne peut en conclure qu'une chose, c'est que nos moyens d'examen son insuffisants.

La disposition anatomique des centres nerveux nous explique bien la localisation de la lésion dans la rigidité spasmodique. Il faut maintenant se demander pourquoi cette lésion se localise au niveau du centre des membres inférieurs, ou tout au moins y prédomine, pourquoi elle est ordinairement bilatérale. Les résultats des autopsies pratiquées sur des sujets ayant été atteints de rigidité spasmodique généralisée nous permettent de l'entrevoir. On a trouvé une hémorrhagie méningée, hémorrhagie méningée par suite d'une rupture des vaisseaux veineux qui aboutissent au sinus longitudinal supérieur ; les hémisphères sont comprimés par une couche de sang qui atteint sa plus grande épaisseur près du bord médian de la convexité et qui est plus mince en bas, vers la scissure de Sylvius. La disposition anatomique du sinus longitudinal, courant entre les deux hémisphères au niveau de leur convexité, recevant des veines de la pie-mère qui se rompent pendant l'accouchement, sa situation au niveau de la région sagittale, qui parait plus exposée aux traumatismes obstétricaux par suite du chevauchement des pariétaux, nous explique à merveille pourquoi la lésion prédomine au niveau des centres des membres inférieurs, pourquoi elle est bilatérale. Il est naturel que, suivant l'étendue de l'hémorrhagie du lobule paracentral vers les régions moyennes et inférieures, et enfin son extension à toute la zone motrice, on pourra observer de la rigidité paraplégique, de la rigidité des quatre membres, ou enfin généralisée. Plus elle aura d'étendue et plus elle aura de tendance à envahir les régions psychiques, ce qui nous explique qu'on n'observe pas ou peu de troubles intellectuels dans la paraplégie spasmodique où la lésion est limitée au lobule paracentral, et que leur intensité soit presque en rapport avec l'étendue de la rigidité.

La prédominance de la contracture sur la paralysie s'explique par ce fait que l'hémorrhagie agit comme lésion superficielle ne déterminant dans l'écorce que des troubles légers non destructeurs. Mais on conçoit que, soit par sa plus grande épaisseur, soit pour d'autres causes tenant au terrain, etc... il puisse se produire des lésions plus graves et l'on verra la paralysie devenir manifeste, peut-être prédominante. Si la lésion tout en ayant cette gravité est généralisée on comprendra que les manifestations cliniques deviennent semblables à celles de l'hémiplégie infantile double. Cette conception

pathogénique basée sur des faits certains nous explique
d'une façon très satisfaisante toutes les conditions anatomiques, symptomatiques et étiologiques de la rigidité
spasmodique sous toutes ses formes, dans tous les cas
d'accouchement avant terme ou laborieux. Je dois ajou-
ter que Roos, Feer, Marie pensent que « dans le cerveau
peu consistant de l'enfant le traumatisme hémorrhagi-
que s'exercera surtout sur la zone ou s'épanouit le faisceau pyramidal moins résistante parce que les fibres de
ce dernier n'ont pas encore leur gaine de myéline. La
théorie qui veut que la lésion dans les cas d'accouchement avant terme soit une absence de développement du
faisceau pyramidal ne nous parait pas rendre compte
aussi bien de la prédominance des symptômes aux membres inférieurs, de leur inégalité dans les deux moitiés
du corps, de la présence possible des troubles intellectuels etc, dans cette forme étiologique de la maladie de
Little.

Il nous reste à expliquer les cas de rigidité spasmodique antérieurs ou postérieurs à la naissance, cas que
M. Marie attribue à un processus inflammatoire le plus
souvent infectieux. Ici nous entrons dans l'hypothèse. Il est
vrai qu'on peut admettre pour quelques cas le traumatisme
et adopter la pathogénie précédemment exposée. D'une
manière générale on connait peu leur étiologie, qui parait
être surtout l'infection. Peu importe. Ils présentent la
distribution symptomatique caractéristique de la rigidité
spasmodique. Il n'y a pas de disposition anatomique
différente de celle que nous avons exposée qui puisse
l'expliquer. C'est probablement encore la disposition

du sinus longitudinal supérieur et des veines qui s'y rendent venant des régions motrices qui règle la distribution des lésions. Il nous sera permis de rappeler combien est fréquente chez l'enfant et surtout chez le nouveau-né la thrombose des sinus, dans la diarrhée infectieuse, le choléra infantile, l'athrepsie, la rougeole, la coqueluche, la diphtérie, la fièvre typhoïde, les broncho-pneumonies. « Dans la trombose du sinus longitudinal supérieur, dit « Jeanselme, les contractures n'affectent jamais fran- « chement le type hémiplégique, la partie antérieure du « sinus longitudinal supérieur est occupée par un cylindre « noirâtre qui pousse des prolongements dans les veines « de la convexité de l'encéphale. A ce niveau la pulpe « cérébrale est criblée de petits points noirs qui sont dûs « à des thromboses miliaires. » Toutes ces conditions nous paraissent singulièrement favorables à la production de lésions ayant la topographie nécessaire à la manifestation d'une rigidité spasmodique de Little.

Nous avons terminé l'étude de notre première question. Il semble en résulter les conclusions suivantes :

1° Les autopsies pratiquées, de cas de rigidité généralisée et d'enfants ayant succombé à l'asphyxie, ont démontré l'existence d'une hémorrhagie méningée au niveau des centres moteurs. Cette constatation peut faire supposer mais ne permet de conclure que la lésion soit la même dans les cas décrits par M. Marie sous le nom de tabes spasmodique infantile, aucune autopsie de ces cas n'ayant été faite.

2° L'hypothèse que ces cas ont pour lésion une absence

primitive de développement du faisceau pyramidal rend moins bien compte de la prédominance des symptômes aux membres inférieurs, de leur inégalité dans les deux moitiés du corps, de la présence possible de troubles intellectuels, de la constatation faite par Little de cas d'hémiplégie ayant son étiologie et sa distribution symptomatique.

3° L'étiologie nous apprend que : 1° l'accouchement prématuré, tout en étant la cause prédominante des formes légères de rigidité sans ou avec peu de troubles intellectuels, peut produire les formes généralisées, compliquées d'idiotie. 2° De même l'accouchement laborieux, l'asphyxie, tout en étant la cause prédominante des formes généralisées de la rigidité peuvent produire les formes légères. En resumé, il n'y a pas de rapport constant entre l'étiologie et la manifestation clinique. Les formes créées d'après les symptômes et l'étiologie n'ont qu'une valeur très relative ; on peut observer toutes les combinaisons possibles dans l'association et l'intensité de leurs symptômes sans rapport fixe avec l'étiologie. Il y a lieu de faire intervenir les tares héréditaires ou acquises dars l'étiologie de la maladie de Little.

4° La pathogénie de la rigidité basée sur la disposition anatomique du sinus longitudinal supérieur par rapport aux centres moteurs, disposition favorisant la production d'une hémorrhagie méningée ou réglant la topographie des lésions produites par des maladies diverses, infections, etc., explique complètement et mieux que toute autre, les conditions anatomiques, symptomatiques et étiologiques de la maladie de Little.

Certains auteurs tels que Ross, Osler, Sarah Mac-Nutt, Gowers,
Freud, Rosenthal, F. Raymond pensent qu'il y a lieu de réunir
l'hémiplégie infantile double à la maladie de Little, ces deux
affections se confondant dans certains cas à tel point qu'il devient
impossible de les distinguer cliniquement.
D'autres auteurs, au contraire, M. Dejerine, Brissaud, Marie, etc.,
soutiennent que ce sont des affections absolument distinctes et
qui doivent être séparées.

Dans cette discussion il nous semble qu'il y a lieu
d'abord de bien limiter le sujet. D'abord la maladie de
Little ayant pour caractéristique anatomique une lésion
de l'écorce cérébrale, il ne peut être question de confondre avec elle les hémiplégies doubles produites par
une lésion intracérébrale ou médullaire. Il ne sera donc
question que d'hémiplégies caractérisées par des lésions
de l'écorce. L'hémiplégie double est une affection
rare. Sachs et Peterson sur 140 cas d'hémiplégie infantile ne relèvent que 24 cas d'hémiplégie double.
Rosenthal, sur les 53 observations qu'il a analysées
dans sa thèse, avoue ne pas y rencontrer un seul cas
absolument caractéristique. Si l'on tient compte : 1° de
ce fait admis que dans les formes graves de la maladie
de Little (soit qu'elle relève des causes obstétricales, ou
d'affections inflammatoires probablement sinusiennes)
la lésion peut être assez profonde et étendue pour

détruire les zones motrices dans toute leur étendue et réaliser les conditions anatomiques de la diplégie cérébrale totale ; 2° de la grande part qu'occupe la maladie de Little parmi les affections spasmo-paralytiques infantiles ; 3° de ce que son processus pathogénique est le seul qui donne une explication rationnelle d'une lésion bilatérale capable de produire une diplégie cérébrale ; si l'on tient compte, disons-nous, de tous ces faits, on pense qu'il faut attribuer la majorité des cas de diplégie cérébrale à la maladie de Little. En dehors d'elle on ne peut guère admettre comme facteurs d'une pareille manifestation que la microcéphalie, l'agénésie corticale, la porencéphalie, etc., états sur la pathogénie desquels notre ignorance est grande, de sorte que les cas de diplégie qui en sont l'expression clinique ne peuvent être rapprochés de la maladie de Little tant que nous ne serons pas mieux éclairés sur ces points. La rigidité spasmodique en effet est une maladie bien caractérisée par son processus pathogénique et la seule constatation d'une lésion pouvant occuper le même siège, mais dont la pathogénie nous est inconnue, ne suffit pas à légitimer un rapprochement.

Il ne peut y avoir identité que cliniquement, et celui qui voudrait conclure dans ce cas de l'identité des symptômes observés à l'identité de l'espèce morbide irait trop loin. On voit quelquefois en clinique des cas où l'ensemble symptomatique ne permet pas de faire un diagnostic entre fièvre typhoïde et tuberculose aiguë, par exemple. On ne saurait s'autoriser de cette impossibilité diagnostique pour assimiler les deux maladies ; dans le doute il vaut mieux s'abstenir.

En dehors de ces faits nous ne voyons guère comme facteurs d'hémiplégie double d'origine corticale que les processus artériels, qu'il s'agisse d'infection, de thrombose ou d'embolie. Combien ils paraissent devoir être rares si l'on tient compte que c'est presque le hasard seul qui créera une lésion bilatérale de cette origine au niveau des centres moteurs corticaux. Mais dans ces cas une observation clinique attentive ne permettra pas une confusion avec la maladie de Little à forme diplégique grave, car ici c'est la distribution artérielle qui régit la topographie de la lésion et par conséquent les symptômes ; ceux-ci ont alors les caractères typiques de l'hémiplégie spasmodique infantile, paralysie, contracture, prédominant à la tête et aux membres supérieurs, caractères absolument opposés à ceux de la maladie de Little.

Dans les cas douteux l'anamnèse pourra rendre de grands services. L'accouchement prématuré ou laborieux, l'asphyxie, relevés dans les antécédents seront une raison de penser à la rigidité spasmodique. L'apparition tardive de l'affection, son début par des convulsions, un état fébrile ou pendant une maladie infectieuse, l'hérédité névropathique seront en faveur d'une hémiplégie double.

Nous savons qu'on peut observer dans l'hémiplégie infantile commune des mouvements de chorée ou d'athétose. Ils surviennent tantôt après la première période (paralysie) au moment où les phénomènes paralytiques s'amendent, tantôt ils apparaissent primitivement sans qu'il y ait eu de période paralytique (chorée hâtive). Ce même dans les cas d'hémiplégie double, nous pourrons observer des phénomènes semblables.

Freud a remarqué que dans les cas d'hémiplégie spasmodique ces mouvements d'athétose et de chorée ont la même distribution que les autres symptômes, localisation ou au moins prédominance aux membres supérieurs, tandis que dans la maladie de Little c'est le contraire.

Nous nous résumerons ainsi : L'hémiplégie spasmodique infantile double corticale est une affection rare. Les cas où elle est assez généralisée pour perdre les caractères de l'hémiplégie spasmodique commune (prédominance aux membres supérieurs) semblent devoir être attribués en majorité à la maladie de Little. Quelques cas rares paraissent dus à des lésions cérébrales dont la pathogénie nous est inconnue et rien ne nous autorise à les rattacher à la maladie de Little. D'autres fois l'hémiplégie cérébrale double a les caractères de l'hémiplégie spasmodique commune, prédominance aux membres supérieurs, absolument contraires à ceux de la maladie de Little. On peut observer dans l'hémiplégie spasmodique double des mouvements de chorée ou d'athétose.

CHAPITRE III

Charcot, Blocq, Michailowsky, etc., admettent qu'il existe une
affection autonome nettement caractérisée, qui seule mérite le
nom d'athétose double, les mouvements de chorée ou d'athétose
qu'on observe dans un grand nombre d'autres affections devant
être désignés sous le nom d'athétoïdes.

D'autres auteurs, Gowers, Freud, Audry, pensent que l'athétose
double n'est pas une entité morbide, mais un symptôme qu'on
observe dans une foule d'affections diverses.

Nous ne nous attarderons pas à discuter la question de
l'autonomie de l'athétose double et sa distinction avec
les mouvements athétoïdes, bien que nous partagions
pleinement l'avis de Gowers, Freud, surtout Audry, qui
considèrent l'athétose double et certaines chorées comme
un symptôme commun à des affections diverses. Pour
les cas qui nous occupent tous les auteurs sont à peu près
unanimes à les considérer comme un symptôme ; toute la
différence est que les uns leur donnent le nom d'athétose,
d'autres celui d'athétoïdes.

Nous avons vu précédemment qu'on observe des mouvements d'athétose et de chorée aussi bien dans la rigidité spasmodique que dans l'hémiplégie spasmodique
double. Ils affectent d'une façon générale, d'après Freud,
une disposition analogue à celle des autres manifestations symptomatiques dans ces deux types morbides,
c'est-à-dire, localisation ou prédominance aux membres

inférieurs dans la rigidité spasmodique, localisation ou prédominance aux membres supérieurs dans l'hémiplégie spasmodique infantile double. Les mouvements de chorée et d'athétose sont considérés comme des phénomènes de l'ordre des spasmes, analogues à la contracture, ils rentrent dans ce que Gowers appelle le spasme mobile ; en effet, on les voit presque toujours s'associer à la contracture, alterner avec elle, ou la remplacer complètement. Il ne semble pas qu'il y ait un grand intérêt autre que descriptif à les distinguer les uns des autres. Il suffit de savoir que les mouvements de chorée sont plus incoordonnés, plus rapides, plus souples, ceux d'athétose plus rythmés, plus lents. D'après Freud les mouvements choréiques se passeraient plutôt à la racine des membres, ceux d'athétose au niveau des extrémités ; ce serait presque leur seule différence. En effet, il faut bien se rappeler qu'on peut les voir exister en même temps, alterner entre eux sur le même sujet ou exister séparément dans des cas absolument semblables au point de vue clinique, étiologique, etc. Les cas de rigidité spasmodique et d'hémiplégie spasmodique double où l'on observe de la chorée et de l'athétose ne paraissent pas avoir une étiologie spéciale.

La frayeur pendant la grossesse ou l'état mental de la mère paraissent devoir être considérés comme un facteur de quelque importance dans les cas de rigidité spasmodique. Leur fréquence serait aussi plus grande dans les formes généralisées que dans les formes légères de cette même rigidité spasmodique de Little. Il n'y a là rien d'absolu. De tout ceci nous pouvons conclure que dans les états spasmo-paralytiques infantiles d'origine corticale : 1° les mouvements de chorée et d'athétose ne sont que des symptômes du groupe des spasmes analogues à la contracture et ne peuvent par conséquent légitimer la création des entités morbides dites athétose double, chorée bilatérale, à côté de la rigidité spasmodique et de l'hémiplégie spasmodique infantile double ; 2° qu'on les observe également dans la rigidité spasmodique infantile et l'hémiplégie spasmodique bilatérale et que par conséquent leur constatation ne peut légitimer que la création d'une variété choréo-athétosique dans chacune de ces entités morbides.

Nous voici arrivé au terme de cette étude critique, sur les points les plus contestés dans le groupe des affections spasmo-paralytiques infantiles. De l'examen des faits que nous avons examinés, malgré un certain nombre de points restés encore obscurs et appelant de nouvelles recherches, il semble résulter :

1° Que la rigidité spasmodique doit être considérée comme caractérisée anatomiquement par une lésion de l'écorce cérébrale et former un groupe distinct sous le nom de maladie de Little.

2° Qu'entre la maladie de Little, et l'hémiplégie spasmodique infantile double nettement caractérisée, il y a des cas qu'il est impossible de distinguer cliniquement des formes très graves de la maladie de Little, mais dont l'étiologie et la pathogénie sont absolument inconnues, ce qui ne permet pas de les rapprocher de cette dernière.

3° Qu'il y a lieu de dissocier les cas décrits sous le nom d'athétose double, chorée bilatérale, pour les rattacher sous le nom de formes choréo-athétosiques, partie à la maladie de Little, partie au groupe hémiplégie.

Il nous semble qu'on pourrait proposer la classification suivante pour les affections spasmo-paralytiques infantiles :

1° *Maladie de Little. Rigidité spasmodique.*

CARACTÈRE : prédominance aux membres inférieurs.

1° Forme hémiplégique (rare : citée par Little).

2° Forme paraplégique.

3° Forme de transition entre la rigidité paraplégique et la rigidité généralisée.

4° Forme généralisée, légère ou grave.

5° Variétés choréo-athétosiques pouvant se montrer dans toutes les autres formes.

2° *Cas à forme de diplégie cérébrale grave, mais indéterminés quant à leur nature et leur pathogénie, etc.*

3° *Hémiplégie spasmodique infantile.*

CARACTÈRE : prédominance aux membres supérieurs.

1° Forme hémiplégique (fréquente).

2° Forme diplégique (rare).

3° Variétés choréo-athétosiques pouvant se montrer dans les deux autres formes.

Nous donnons ici quelques observations (dont 4 personnelles, une, empruntée à Osler, les autres à Freud d'après la thèse de Rosenthal) se rapportant : 1° à la maladie de Little; 2° à l'hémiplégie spasmodique infantile et disposées suivant les formes dans l'ordre indiqué ci-dessus.

Obs. 1. (Th. Rosenthal.)

R. S..., 9 ans. Naissance au huitième mois. Intelligence bonne. L'enfant n'a jamais pu bien marcher : elle se servait d'un appareil orthopédique jusqu'il y a peu de temps.

Actuellement, hypertonie très prononcée des jambes, surtout des adducteurs, aussi bien dans la position assise que dans la position couchée. Il faut employer une grande force pour écarter les cuisses ; l'enfant ne peut écarter les cuisses que très imparfaitement, malgré tout l'effort de sa volonté. L'acte de soulever la jambe étendue est également difficile

La percussion du tendon rotulien provoque des secousses fibrillaires dans les muscles ou bien de la contracture de tous les muscles de la cuisse. L'enfant évite de marcher sans appareil, et lorsqu'elle marche, elle imprime des mouvements de latéralité aux hanches, les genoux étant incomplètement étendus, les orteils glissent avec bruit sur le plancher. Elle évite de rester debout, quand elle n'a pas d'appui et se tient de préférence sur la jambe droite.

La tête, le tronc et les extrémités supérieures sont libres quant à leurs mouvements. Pas de phénomènes du côté du nerf facial, pas d'ataxie les yeux fermés, pas de troubles de la sensibilité. Diagnostic. Rigidité paraplégique typique.

Obs. 2. (Inédite, personnelle.)

Marie G..., 5 ans.

Antécédents héréditaires. — Le père a eu des convulsions dans son enfance. Il est obèse, a subi il y a 5 ans la trachéotomie pour une affection au larynx. La mère aurait eu des fièvres intermittentes à l'âge de 13 ans et des migraines jusqu'à 20 ans. Elle est très nerveuse ; sa mère l'était également.

Sa sœur très nerveuse aussi, a perdu deux enfants de méningite. Elle a un frère alcoolique d'un caractère très violent. Elle a eu trois enfants : le premier, une petite fille née à terme, morte à deux ans de convulsions ; le second, notre malade ; le troisième bien portant.

Antécédents personnels. — La grossesse a été normale. Accouchement à terme normal, pas d'asphyxie. On a remarqué de suite que l'enfant avait les jambes paralysées, rigides. Elle ne les remuait pas. A l'âge de 18 mois, convulsions qui ont duré une demi-heure et ne se sont pas renouvelées. Son intelligence n'a jamais paru inférieure à celle des enfants de son âge. Elle a commencé à parler d'assez bonne heure, mais toujours avec un trouble marqué de la prononciation. La marche a débuté à l'âge de deux ans, toujours très défectueuse, impossible sans soutien.

État actuel. — L'enfant est bien développée.

Le crâne est normal. La voûte palatine ogivale.

La face symétrique a une expression gaie, intelligente.

L'enfant se prête avec la meilleure grâce aux diverses explorations de l'examen. Elle répond exactement aux questions qu'on lui pose, mais sa parole est traînante, saccadée.

Pas de rigidité des muscles du cou et du tronc. Les membres supérieurs sont absolument souples et ne présentent même pas de maladresse dans les mouvements délicats.

Les membres inférieurs présentent une rigidité nettement appréciable mais peu accentuée. Il y a flexion légère de la cuisse sur le bassin, avec adduction de la jambe sur la cuisse, extension du pied sur la jambe avec rotation en dedans (pied bot varus équin). Les mouvements spontanés se font avec peu d'amplitude et sans force. Il y a certainement un certain degré de paralysie. La malade ne peut marcher que si on lui donne la main. A chaque pas elle porte le tronc sur le membre d'appui, porte le pied mobile en avant en lui faisant décrire un arc de cercle autour du pied fixe ; les genoux frottent l'un contre l'autre, les pieds reposent sur la pointe déviée en dedans et la partie externe. C'est la démarche classique de la malade de Little.

La sensibilité générale et spéciale est normale.

Réactions électriques normales, pas de troubles des sphincters, pas d'atrophie.

Réflexes rotuliens très exagérés.

Trépidation spinale non constatée.

Obs. 3. (Inédite, personnelle.)

Cécile M..., 4 ans.

Antécédents héréditaires. — Le père, 33 ans, a eu la fièvre typhoïde à 18 ans. Son père est mort subitement à 70 ans. Sa mère est obèse. Une sœur nerveuse.

La mère, 34 ans, nerveuse, se met en colère et pleure facilement. Un frère a un caractère très violent. Deux sœurs très nerveuses.

Pas de grossesses antérieures.

Antécédents personnels. — Accouchement à 8 mois qui a duré deux jours, pas d'asphyxie. A la naissance l'enfant était faible, petite ; le médecin aurait dit qu'elle avait la tête difforme. A l'âge de six mois, convulsions qui se répètent tous les jours pendant cinq mois puis s'espacent progressivement jusqu'à ne se reproduire actuellement que tous les cinq ou six mois. L'enfant est restée en nourrice jusqu'à l'âge de 2 ans 1/2. C'est alors que les parents ont été frappés par la forme anormale de la tête, par la rigidité absolue des membres inférieurs et l'impossibilité de la station debout. Ils ont remarqué aussi un défaut de souplesse dans les membres supérieurs, de la difficulté et de la maladresse dans leurs mouvements. Lorsqu'on essayait de faire marcher la malade, le tronc et la tête étaient inclinés en avant, le corps tout entier devenait rigide comme si ses divers segments eussent été soudés entre eux. Cet état, dit la mère, s'est fort amélioré.

État actuel. — En effet, nous constatons que les membres supérieurs exécutent facilement et sans hésitation même des mouvements délicats (ramasser une épingle). Lorsqu'on leur communique des mouvements passifs, il semble qu'ils soient à peine un peu moins souples que normalement.

Les membres inférieurs sont dans un état de rigidité prononcée. Leur attitude est ainsi caractérisée : légère flexion à la hanche et au genou ; adduction forcée des cuisses qui amène les genoux en contact ; extension du pied sur la jambe, la pointe fortement reportée en dedans (pied bot varus équin).

La station assise est difficile à cause du manque de souplesse des membres au niveau de la hanche ; lajambe reste en extension sur la cuisse.

La malade ne peut marcher que si on lui donne la main. Elle a la démarche caractéristique.

Le crâne a des dimensions exagérées. Les bosses frontales et pariétales sont saillantes ; le front est étroit. La moitié droite du crâne est beaucoup plus développée que la moitié gauche.

Pas d'asymétrie faciale manifeste, mais un aspect stupide ; voûte palatine très ogivale, strabisme convergent alternant.

Tout le côté gauche du corps, tronc, membres, est très notablement moins développé que le droit, avec diminution correspondante de la force musculaire.

La malade ne peut dire que papa, maman. Elle n'est pas intelligente mais très agitée. Il est difficile de fixer son attention.

Pas de troubles de la sensibilité générale ou spéciale. Sphincters intacts. Réflexes rotuliens exagérés.

Accès. — Tristesse pendant le jour qui précède.

Début par un cri suivi de chute. Pâleur de la face, morsures de la langue.

Le côté droit du corps est rigide. Le côté gauche est agité de mouvements convulsifs.

La malade reste prostrée pendant quelques heures.

Obs. 4. (Th. Rosenthal.)

A. K., 5 ans. F.

La mère a eu 11 enfants, dont 6 sont morts dans leurs premières années. L'enfant est né au septième mois de la grossesse. Il souffrait beaucoup du laryngospasme dans sa première année.

L'intelligence est bonne, il parle depuis l'âge de deux ans. Ne peut ni rester debout, ni marcher.

L'enfant est faible, ses membres sont très maigres.

Les protubérances frontales et pariétales sont saillantes.

Occiput découpé. Les orbites et la racine du nez sont aplatis.

Le facial gauche légèrement parétique.

Nystagmus des deux bulbes oculaires.

Les membres supérieurs montrent une certaine rigidité, mais pas d'ataxie dans leurs mouvements. Hypertonie de la nuque. Les jambes montrent de la rigidité au plus haut degré quand l'enfant est couché.

Dressé debout, il met les pieds l'un sur l'autre et croise les cuisses quand on le fait marcher quelques pas. Les gros orteils souvent en hyperextension. Pieds bots. Énurésie nocturne.

Diagnostic. — Transition de la rigidité généralisée à la rigidité paraplégique.

Obs 5. (Th. Rosenthal.)

F. B.., 2 ans et quart. G.

Couches difficiles de trois jours de durée.

L'enfant est né en état d'asphyxie. Commence à marcher, ne parle pas encore. Jamais de convulsions.

L'intelligence est, d'après la mère, assez bonne.

L'enfant est bien développé, légèrement rachitique et anémique. Les muscles sont flasques.

L'enfant est d'une grande gaité : sa bouche, toujours ouverte, laisse écouler la salive. Le front fortement bombé. Le côté gauche de la face parait être moins innervé.

Les membres inférieurs sont un peu hypertoniques ; les bras offrent une légère résistance aux mouvements passifs.

L'enfant est très inquiet, tambourine avec les pieds, fait en même temps des mouvements d'hyperextension et écarte les doigts. Il s'empare de tous les objets mais avec des mouvements maladroits. Piqué avec une aiguille, il montre un air indigné, mais ne pleure pas.

A l'âge de 2 ans 3/4 : l'enfant marche maintenant avec persévérance, mais tient en marchant la jambe gauche en abduction ; tantôt il projette, tantôt il traine les jambes. Couché horizontalement, il se lève lentement en s'y mettant à plusieurs reprises. Il parle un peu indistinctement mais abondamment. Pendant qu'il parle le côté droit de la face est plus innervé que le côté gauche ; quand il rit, c'est le contraire. Sous les autres rapports il s'est bien développé.

Diagnostic. — Rigidité généralisée avec hémiparésie gauche.

Obs 6. (Th. Rosenthal.)

R. R..., 9 ans. F.

Deuxième enfant, l'aîné est bien portant. Un troisième enfant se porte également bien.

Les couches ont duré six heures. L'asphyxie existait, mais elle était peu prononcée. Pendant les premières quatre semaines l'enfant se portait bien, puis elle fut envoyée en nourrice, c'est pourquoi on ne sait rien de son enfance. Pendant la grossesse la mère était souffrante. L'enfant ne prononce pas un mot, entend et comprend bien, est très peureuse et crie facilement. Déjà à deux ans, elle était toujours propre ; toujours gaie, elle pleure difficilement. Assise elle s'appuie au dos ; sans appui, elle ne peut rester assise, et même avec appui, ce n'est que depuis trois ans qu'elle le peut. Jamais de convulsions. Bouche toujours ouverte.

Fillette assez grande, pas mal nourrie, bien que maigre, surtout aux jambes. Expression de la face gaie. Langue un peu grande et grosse. Dentition mauvaise. Palais large, aplati. Crâne petit, occiput très petit. Pupilles dilatées. Mimique expressive. La tête est tenue droite; légère raideur de la nuque. Thorax aplati, abdomen peu tendu. L'enfant se tourne d'une pièce. Attitudes forcées aux membres supérieurs : bras en abduction, coudes fléchis à angle droit, poignets de même, pouces en abduction et hyperextension, index écarté et en extension forcée : les autres doigts tantôt écartés, tantôt étendus; spasme mobile. Le bras gauche présente plus rarement cette attitude et peut servir quelquefois pour des mouvements actifs.

Extrémités inférieures : Les jambes sont maigres, mobiles dans l'articulation de la hanche.

Hypertonie extrême des adducteurs, hypertonie moyenne dans les genoux, plus prononcée à gauche qu'à droite. Gros orteil gauche souvent en hyperextension; les autres orteils présentent une raideur avec des variations lentes d'intensité. Pieds équins à gauche, réflexes exagérés cloniques. Parfois mouvements actifs des jambes. Debout les jambes sont entre-croisées, l'enfant s'appuie sur les orteils, peut à peine faire un pas. Les piqûres ne la laissent pas indifférente, mais elle ne crie pas et ne se défend pas.

Diagnostic. — Rigidité généralisée typique.

OBS. 7. (Th. ROSENTHAL.)

R. S..., 3 ans et demi. G. Né à sept mois. Traité déjà à la polyclinique pour rachitisme. Parle beaucoup, ne comprend pas tout.

Bien développé, expression de la face gaie, très attentif, parle distinctement et beaucoup.

Crâne petit, front développé, occiput aplati ; pupilles égales réagissant bien à la lumière.

Membres supérieurs sans paralysie, sans hypertonie, susceptibles d'être mis en hyperextension dans toutes les jointures (rachitisme).

Aux membres inférieurs hypertonie variable, parfois très intense. Musculature très développée, réflexes très exagérés Les jambes sont constamment agitées dans toutes les directions.

Diagnostic. — Chorée spasmodique.

OBS. 8. (Th. ROSENTHAL.)

V. H..., 2 ans trois quarts. G. Neuvième enfant ; cinq des autres sont morts de méningite ou de maladies aiguës. Né un mois avant terme.

Pouvait déjà marcher à l'âge d'un an et demi, mais même à l'époque actuelle, il marche encore mal.

Convulsions à l'âge de trois mois et de quatre mois, d'un jour de durée. L'enfant a beaucoup crié, ne parle pas encore mais comprend bien et montre de l'intérêt pour ce qui l'entoure. Il est propre.

Signes de rachitisme guéri. Les pupilles sont très larges. Bulbes saillants, mais point de strabisme. L'enfant est peureux, mais intelligent. Bouche ouverte. Tensions très distinctes, mais changeantes dans les muscles de la nuque et des membres supérieurs, s'augmentant par suite des mouvements passifs quelque peu prolongés.

Les mains sont adroites, point d'ataxie.

Les membres inférieurs ne montrent que très peu d'hypertonie, qui est remplacée par de l'athétose. Le pied droit tombe souvent en attitude forcée extrême de pied bot équin qui se relâche quelquefois.

En outre on voit de temps en temps des mouvements lents soit alternatifs, soit simultanés dans les deux pieds, qui consistent dans de l'hyperextension répétée du gros orteil, dans de la flexion, des mouvements latéraux du pied avec de longues rémissions.

Réflexes vifs, muscles compacts.

Debout le corps se penche en avant.

L'enfant marche bien, mais lentement.

Diagnostic. — Chorée spasmodique. Rigidité généralisée, remplacée dans les pieds par de l'athétose.

Obs. 9. (Th. Rosenthal.)

E. B., 2 ans un quart. F. Premier enfant. Naissance laborieuse.

Asphyxie grave et mort apparente pendant la naissance. Ramené à la vie; il ne peut pas boire pendant les premiers jours à cause d'un trismus de la mâchoire.

L'enfant ne peut ni parler, ni marcher, ni s'asseoir.

La mère s'inquiète à cause d'un affaiblissement général prononcé, surtout depuis quelque temps. Intelligence assez bonne.

L'enfant est rachitique, la fontanelle est encore ouverte.

L'expression mimique n'est pas dépourvue d'intelligence.

La bouche reste ouverte.

L'action mimique est moindre à droite qu'à gauche.

Les membres supérieurs sont d'une flaccidité anormale.

Les doigts montrent des mouvements intentionnels, avec un caractère spasmodique et choréiforme ; au repos les doigts sont le plus souvent étendus, d'autre fois ils montrent des changements d'attitudes et des mouvements de demi-flexion avec le caractère d'athétose.

Les mouvements spontanés sont plus prononcés à droite qu'à gauche.

Les membres inférieurs sont également flasques. Les muscles sont très minces. Les réflexes vifs.

L'enfant ne peut se dresser sur les jambes qu'avec l'assistance de quelqu'un, et plie les genoux en les serrant l'un contre l'autre.

En le faisant marcher on remarque l'entre-croisement des cuisses.

Des piqûres d'aiguille inquiètent l'enfant, mais il ne crie pas et ne se défend pas.

Constipation. Énurésie. Végétations adénoïdes dans la cavité pharyngo-nasale, dont l'opération améliore l'athétose.

Diagnostic. — Athétose bilatérale.

Obs. 10. (Inédite, personnelle.)

D..., Louis, 17 ans. (Service de M. Bourneville.

Hémiplégie spasmodique infantile avec athétose au membre supérieur.

Antécédents héréditaires. — Le père est fumeur et alcoolique ; son père était alcoolique, son grand-père également. Pas d'aliénés ni d'épileptiques dans la famille.

La *mère* migraineuse, très nerveuse, ayant de violentes colères, est morte phtisique. Son père était variqueux, sa mère est morte d'un cancer. Deux frères alcooliques dont un a eu des hémoptysies. Deux sœurs : une morte phtisique ; l'autre a une fille phtisique. Pas d'aliénés. Pas de consanguinité.

Le père a été marié deux fois. Cinq enfants de chaque lit.

Premier lit : trois filles mortes de convulsions et méningite, une quatrième a eu des convulsions, le cinquième enfant est le malade.

Deuxième lit : trois filles également mortes de convulsions et méningite.

Il reste un garçon et une fille très nerveux qui ont eu aussi des convulsions.

Antécédents personnels. — Grossesse normale. Accouchement à terme, très facile. Enfant très beau, non asphyxique. Il a commencé à marcher à 3 ans, à parler à 18 mois. A l'âge de 1 an, étant en nourrice, il a eu des convulsions après lesquelles on a constaté une hémiplégie gauche qui n'a jamais disparu. A 2 ans nouvel accès : chute sans cri, écume aux lèvres, yeux fermés, pas de secousses dans les bras ou les jambes. Les attaques, espacées au début d'un mois, se sont rapprochées au point de se reproduire finalement tous les jours et plusieurs fois par jour.

A 4 ans, séjour de six mois aux Enfants-Malades (rougeole); pas d'amélioration.

Souvent il avait des étourdissements, des vertiges et « ouvrait les yeux comme s'il allait vous manger, disent les parents, on se demandait ce qu'il voulait ». Son intelligence était des plus inférieures. Il est allé à l'école jusqu'à 14 ans. Il apprenait fort peu, se conduisait très irrégulièrement, avait la passion du jeu, la manie de détruire, cassait tous ses jouets.

État actuel. — Depuis son entrée à Bicêtre à l'âge de 15 ans, il a fait quelques progrès, la mémoire et l'intelligence sont médiocres. Son caractère est volontaire et emporté. Les attaques ont cessé.

L'enfant paraît bien développé.

Le crâne est régulier, la face symétrique, sauf une légère déviation de la commissure labiale à droite. Quand on prie le malade de grimacer, la moitié gauche de la face et du front restent immobiles. Front bas, pas de strabisme. Langue déviée à gauche. Légère rigidité des muscles de la nuque à gauche ; pas de déformation du thorax.

Membres supérieurs. — Le membre supérieur droit est normal ; le membre supérieur gauche paraît aussi bien développé. L'épaule plus élevée que celle du côté droit est reliée à la nuque par la saillie du trapèze contracturé. Tous les muscles de la ceinture scapulaire, du bras, de l'avant-bras, dans un état de contracture intense dessinent leurs reliefs sous la peau. Le membre présente ainsi un aspect athlétique. Il est absolument rigide. Le malade le tient dans l'attitude suivante pour prendre un point d'appui et éviter, dit-il, les mouvements involontaires dont il est le siège : bras accolé au tronc, avant-bras fléchi à angle droit, reporté en arrière dans le dos. En effet, si on met le membre dans l'attitude normale, on le voit aussitôt agité de mouvements, lents, vermiculaires, sans souplesse, rythmés, mouvements d'adduction, d'abduction et de rotation au niveau de l'épaule, de flexion et pronation au niveau du coude et du poignet, de flexion et d'extension au niveau des doigts. Les mouvements volontaires sont difficiles. On ne peut apprécier la part de la paralysie et de la contracture. A la mensuration il y a une légère différence de volume au profit du membre droit.

Membres inférieurs. — Dimensions égales à la vue et à la mensuration. Le membre droit est normal. Le membre gauche est dans l'attitude suivante : légère flexion de la cuisse sur le bassin, de la jambe sur la cuisse, pied à angle droit, face plantaire tournée en dedans. Légère boiterie pendant la marche, le pied gauche repose sur le bord externe. Les mouvements volontaires sont complets à la cuisse, assez faciles au genou, un peu conservés au pied. La rigidité n'est en rien comparable à celle du membre supérieur gauche. On provoque des mouvements aux différentes articulations avec un effort minime.

Pas de mouvements involontaires.

Pas de troubles de la sensibilité générale ou spéciale.

Sphincters intacts. Réflexe rotulien notablement exagéré à gauche.

Obs. 19. (Inédite personnelle.)

Ch. Charles, 19 ans (service de M. Bourneville).
Hémiplégie spasmodique infantile.

Antécédents héréditaires. — Le *père* migraineux a eu la fièvre typhoïde à 11 ans. Son père est mort d'une hernie étranglée, sa mère était asthmatique, sa grand-mère maternelle est morte paralysée.

La *mère* atteinte d'un petit goître a des attaques de nerfs. Sa mère a un gros goître. Sa grand'mère maternelle est morte paralysée. Une sœur est morte idiote à la suite de convulsions, une nièce est choréique.

Trois grossesses : une fausse couche, une fille morte de convulsions, le malade.

Antécédents personnels. — Chûte d'un lieu élevé, vives contrariétés de la mère pendant la grossesse. Accouchement normal à terme. L'enfant non asphyxique, petit, délicat, était porteur d'une double hernie inguinale guérie depuis. On remarque dès lors qu'il tient toujours le pouce droit dans la paume de la main et a un peu de peine à remuer les autres doigts. A 8 mois, légères convulsions. A 18 mois, grandes convulsions suivies de fièvre. Quelques jours après on constate qu'il remue moins bien la jambe gauche, le bras droit est plus inerte que l'autre. Dès lors jusqu'à l'âge de 5 ans, convulsions à l'occasion de l'éruption de chaque dent. Le malade a marché à 22 mois et n'a commencé à parler qu'à l'âge de 2 ans. Rougeole à 3 ans, coqueluche à 4 ans, adénite cervicale non suppurée à 10 ans.

Depuis l'âge de 5 ans, les convulsions sont devenues très rares, ne survenant qu'à l'occasion de grandes colères. L'enfant est d'un caractère très irritable, très méchant quand on le contrarie, vindicatif. On a essayé plusieurs fois de l'envoyer à l'école, mais inutilement. Il était toujours en querelle avec ses camarades, faisait peu de progrès. Le maître d'école disait qu'il n'avait pas son esprit. Il était incapable de se laver ou s'habiller seul. Cependant il est affectueux, aime beaucoup ses parents.

En 1886, à l'âge de 11 ans, il entre à Bicêtre. Il ne sait ni lire ni écrire. Depuis, il a appris à lire et à écrire. Il exerce le métier de tailleur et n'est qu'un médiocre ouvrier. Il est resté violent, enclin à la colère, grossier envers ses maîtres.

État actuel. — La taille est normale.

Tête. — La tête dans son ensemble paraît assez régulière. Crâne ovale, moitié droite plus développée. Face asymétrique. Front de hauteur moyenne, assez large, fuyant, bosse frontale droite plus saillante ; région malaire droite légèrement déprimée. Nez fort, légèrement dévié à droite, sillon naso-labial plus profond à gauche ; commissure labiale déviée en haut et à droite. Voûte palatine ogivale profonde, moitié gauche plus petite. Langue atrophié dans sa moitié gauche, déviée à droite. Le malade ne peut la déplacer du côté droit. En somme, paralysie et atrophie de la moitié droite de la face.

Thorax notablement moins développé à droite, scoliose à convexité gauche.

Membres supérieurs. — Membre gauche normal. A la vue le membre droit paraît très atrophié dans toutes ses parties. Les muscles ont presque disparu. Attitude : bras accolé au tronc, avant-bras légèrement fléchi, main en flexion légère et en pronation, doigts en extension, pouce en adduction dans la paume de la main.

Mouvements volontaires assez étendus à l'épaule, très incomplets au coude, presque nuls à la main et aux doigts. Ils se font sans force, il suffit de la plus légère résistance pour s'y opposer. Si on imprime des mouvements passifs, on ne sent presque aucune résistance. En résumé, paralysie, atrophie, peu de contracture. La mensuration indique des différences marquées dans le volume des deux membres.

Membres inférieurs. — Membre droit beaucoup plus grêle que le gauche. Légère flexion de la cuisse sur le bassin, de la jambe sur la cuisse. Pied en extension, concavité plantaire exagérée (pied bot varus équin). On constate une légère boiterie pendant la marche, la jambe reste fléchie, le pied n'appuie que par son extrémité antérieure et surtout sa partie interne. Il en résulte une subluxation en haut du gros orteil perpendiculairement au métatarsien. Les mouvements volontaires complets à la hanche, limités au genou, sont nuls au pied. Il en est de même pour les mouvements passifs. Cette limitation. des mouvements paraît surtout due aux rétractions tendineuses Le membre droit est beaucoup plus froid que le gauche. La mensuration indique une différence de volume marquée.

Pas de troubles de la sensibilité générale ; la vue est bonne ; l'ouïe diminuée à gauche.

Sphincters intacts. Réflexe rotulien très exagéré à droite.

Obs. 12. (Th. Rosenthal.)

J. A..., 3 ans, F. Détails sur la naissance inconnus. A partir du cinquième mois de la vie, apparition de convulsions qui se répètent depuis à des intervalles irréguliers, tantôt tous les jours, tantôt plusieurs dans une journée. Pendant les crises, l'enfant est raide et cyanotique. Constipation.

Il y a un an, fracture de la cuisse gauche sans cause connue.

L'enfant ne sait pas parler, ni marcher, ni se tenir debout, ni être assis.

Actuellement, l'enfant présente une nutrition générale médiocre, et des signes indubitables de rachitisme : protubérances frontales sont très marquées, chapelet sternal, cuisses et jambes déformées.

L'enfant est agité et lorsqu'il pleure, la bouche est tordue à gauche. La langue est déviée à droite. Les membres supérieurs présentent une attitude particulière ; ils sont fléchis dans l'articulation du coude, la paume des mains et la face cubitale étant tournées en haut. Ils ont une tendance à reprendre cette attitude, chaque fois qu'on fait subir à ces membres un changement de position ; mais lorsque l'enfant veut exécuter un mouvement actif, il est capable de donner à ses membres le maintien voulu. Pas d'hypertonie des jambes. La cuisse gauche est notablement raccourcie ; on sent le col de la fracture. Les réflexes rotuliens sont exagérés.

Pas de phénomène facial. Sensibilité générale normale.

Obs. 13. (Th. Rosenthal.)

L. H..., 5 ans et demi, G. Deuxième enfant, détails sur la naissance inconnus.

L'enfant serait malade depuis l'âge de 6 mois. Il n'a jamais marché, ne parle pas, ne demande pas à manger, mais demande à être assis, reconnaît son entourage ; ouïe bonne.

Expression de la face calme. Crâne grand. Pupilles égales, réagissent bien à la lumière ; léger strabisme convergent. Bouche le plus souvent ouverte. Respiration calme.

Les mouvements volontaires sont rares, plus prononcés à gauche qu'à droite. Les bras présentent presque toujours l'attitude suivante : bras en abduction, coudes pliés, mains en supination, paumes des mains tournées en haut et en position couchée, poignets en hyperextension, pouces appliqués contre la paume des mains. Cette attitude est constante à droite, tandis qu'à gauche l'épaule et les doigts présentent quelquefois des mouvements actifs. Cette attitude est due à des tensions musculaires qui sont difficiles à vaincre. Soumis à des mouvements passifs, les muscles apparaissent sous forme de cordes ; abandonnés à eux-mêmes, les bras reprennent leur attitude habituelle.

Hypertonie en extension des extrémités inférieures. La tonicité des adducteurs est très forte, elle augmente encore davantage quand on soumet les muscles à des mouvements passifs. Réflexes rotuliens exagérés. Debout, l'enfant se tient sur la pointe des pieds. Dans les essais de marcher, il entrecroise les jambes, les hanches et les genoux étant en flexion, les genoux sont serrés l'un contre l'autre.

Les mouvements de la tête sont libres, mais la tête se penche, suivant les lois de la pesanteur, tantôt en avant, tantôt en arrière, tantôt latéralement.

Réaction à la piqûre très vive avec cris et secousses dans tous les membres.

Obs. 14. (OSLER. *The cerebral palsies of children*, 1889, p. 67.)

William B..., 30 ans. Est à l'institution Elwyn depuis huit ans et demi. A eu la jaunisse à 11 jours, à laquelle a succédé la paralysie.

État actuel. — Regard intelligent ; tête bien conformée. Il ne peut parler, mais, lorsqu'il est content, il émet un son bruyant à tonalité profonde. Il se lève, en se penchant, et ne peut se tenir debout. Grimaces continuelles, causées par les mouvements irréguliers des muscles de la partie inférieure de la face. La tête est tournée avec force d'un côté à l'autre, la bouche est tirée et hideusement tordue. Les bras sont très raides, sans atrophie ; ils sont au repos par instants, mais à des intervalles de quelques minutes, on les voit exécuter les mouvements les plus irréguliers ; les bras et les avant-bras se raidissent dans l'extension, les mains se fléchissent ainsi que les doigts, d'une façon spasmodique, rapide et continue. Il est de temps en temps absolument calme et peut même se donner à manger.

Il se tient habituellement, les poignets fortement fléchis sur un banc, comme s'il s'en servait de support. Les mouvements des doigts sont athétoïdes d'une façon typique ; les doigts d'une main sont fléchis dans la paume, tandis que les autres sont sous une extension active. Lorsqu'il se donne à manger, le spasme est très prononcé et c'est après beaucoup d'efforts que la bouche et la main peuvent se rencontrer. L'indicateur peut être fortement fléchi, pendant que le médius est en extension extrême. Jambes raides dans une forte extension. Pieds étendus en varus équin. Réflexe rotulien difficilement obtenu.

Il a bon caractère et sourit ; il connaît les domestiques et fait comprendre par signes ses besoins.

CONCLUSIONS

I. — Les autopsies pratiquées, de cas de rigidité généralisée et d'enfants ayant succombé à l'asphyxie, ont démontré l'existence d'une hémorrhagie méningée veineuse au niveau des centres moteurs du membre inférieur. Cette constatation peut faire supposer mais ne permet pas de conclure que la lésion soit la même dans les cas décrits par M. Marie sous le nom de tabes spasmodique infantile, aucune autopsie de ces cas n'ayant été faite.

II. — L'hypothèse que ces cas ont pour lésion une absence primitive de développement du faisceau pyramidal, rend moins bien compte de la prédominance des symptômes aux membres inférieurs, de leur inégalité dans les deux moitiés du corps, de la présence possible de troubles intellectuels, de la constatation faite par Little de cas d'hémiplégie ayant son étiologie et sa distribution symptomatique.

III. — L'étiologie nous apprend que : 1° l'accouchement prématuré tout en étant la cause prédominante des formes légères de rigidité spasmodique, sans ou avec peu de troubles intellectuels, peut produire les formes généralisées compliquées de troubles psychiques ; 2° de même, l'accouchement laborieux, l'asphyxie, tout en étant la cause prédominante des formes généralisées de la rigidité, peuvent produire les formes légères. Bref, il n'y a pas de rapport constant entre l'étiologie et la manifestation clinique. Les formes créées d'après les symptômes et l'étiologie n'ont qu'une valeur très relative; on peut observer toutes les combinaisons possibles dans l'association et l'intensité de leurs symptômes sans rapport fixe avec l'étiologie. Il y a lieu de faire intervenir les tares héréditaires ou acquises dans l'étiologie de la maladie de Little.

IV. — La pathogénie de la rigidité spasmodique basée sur la disposition anatomique du sinus longitudinal supérieur par rapport aux centres moteurs, disposition favorisant la production d'une hémorrhagie méningée ou réglant la topographie des lésions produites par des maladies diverses, infections, etc..., explique complètement et mieux que tout autre les conditions anatomiques et étiologiques de la maladie de Little.

V. — L'hémiplégie spasmodique infantile double (corticale) est une affection rare. Les cas où elle est assez généralisée pour perdre les caractères de l'hémiplégie spasmodique commune (prédominance aux membres supérieurs), semblent devoir être attribués en majorité à la maladie de Little. Quelques cas rares paraissent dus à des lésions cérébrales dont la pathogénie nous est inconnue et rien ne nous autorise à les rattacher à la maladie de Little.

D'autres fois l'hémiplégie cérébrale double a les caractères de l'hémiplégie spasmodique commune, prédominance aux membres supérieurs, absolument contraires à ceux de la maladie de Little. On peut observer dans l'hémiplégie spasmodique double comme dans la rigidité spasmodique des mouvements de chorée et d'athétose.

VI. — Les mouvements de chorée et d'athétose observés dans les affections spasmo-paralytiques infantiles ne sont que des symptômes du groupe des spasmes, analogues à la contracture et ne peuvent par conséquent légitimer la création des entités morbides dites athétose double, chorée bilatérale, à côté de la rigidité spasmodique et de l'hémiplégie spasmodique infantile double.

On les observe, également, dans la rigidité spasmodique infantile et l'hémiplégie spasmodique bilatérale, et par conséquent leur constatation ne peut légitimer que la création d'une variété choréo-athétosique dans chacun de ces groupes morbides.

VII. — Il nous semble qu'on peut proposer une classification des affections spasmo-paralytiques infantiles dans le sens que nous indiquons.

BIBLIOGRAPHIE

On trouvera toutes les indications bibliographiques dans la thèse de Rosenthal, sur les Diplégies cérébrales de l'enfance (Lyon, octobre 1892).

A citer parmi les ouvrages ayant paru depuis :

Lannois. — Les diplégies cérébrales de l'enfance. *Revue de médecine*, octobre 1893.

S. Freud. — Zur Kenntniss der cerebralen Diplegien des Kindesalters. Im *Anschluss an die Little'sche Krankheit*. Leipzig, 1893.

F. Raymond. — Affections spasmo-paralytiques infantiles. *Progrès médical*, 13 et 27 janvier, 10 février 1894.

Brissaud. — Maladie de Little et tabes spasmodique, 24 février 1894.

Newmark. — *American Journ. of medic. Sc.*, avril 1893.

Brissaud et Hallion. — Sur un cas d'athétose double. *Revue neurologique*, 1893, n° 15.

TABLE DES MATIÈRES

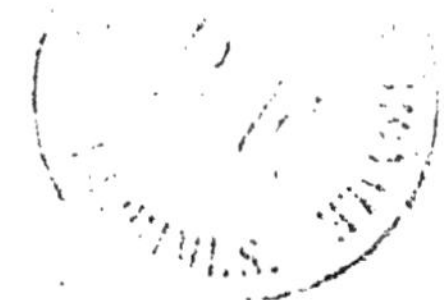

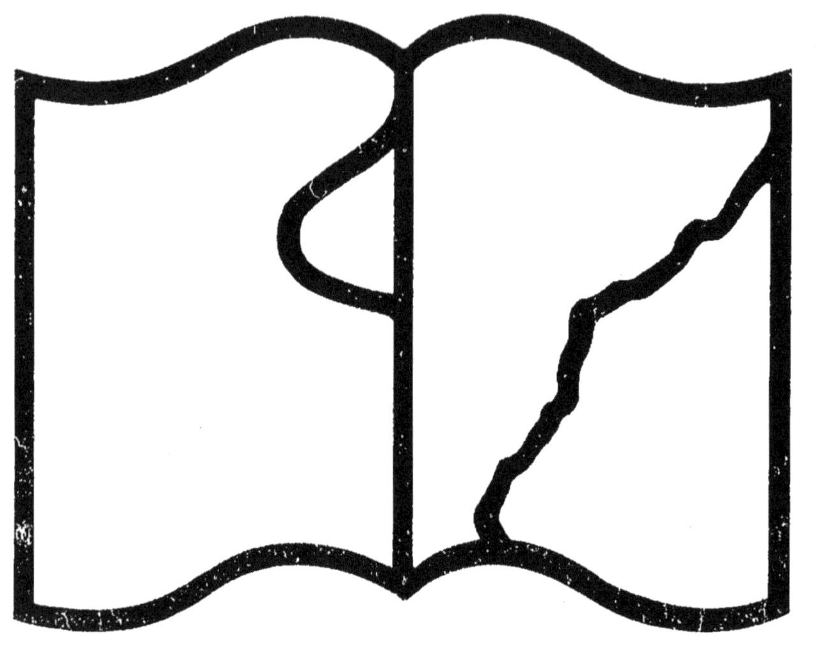

Texte détérioré — reliure défectueuse

NF Z 43-120-11

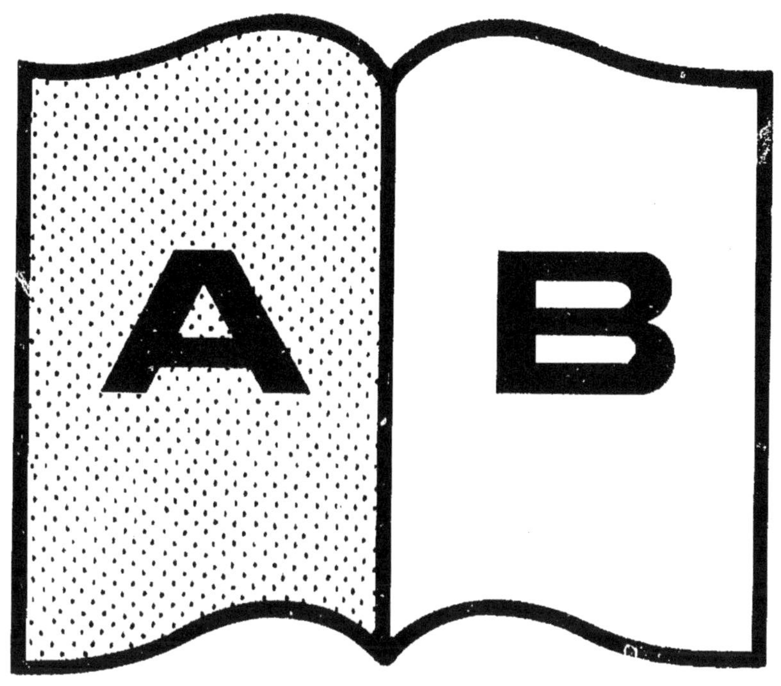

Contraste insuffisant

NF Z 43-120-14